CONTRIBUTION A L'ÉTUDE

DES

KYSTES UNILOCULAIRES

DES MAXILLAIRES

PAR

Le Dr François BOULARAN

MONTPELLIER
TYPOGRAPHIE ET LITHOGRAPHIE CHARLES BOEHM
ÉDITEUR DU NOUVEAU MONTPELLIER MÉDICAL

1893

CONTRIBUTION A L'ÉTUDE

DES

KYSTES UNILOCULAIRES

DES MAXILLAIRES

PAR

Le Dr François BOULARAN

MONTPELLIER
TYPOGRAPHIE ET LITHOGRAPHIE CHARLES BOEHM
ÉDITEUR DU NOUVEAU MONTPELLIER MÉDICAL

1893

A LA MÉMOIRE DE MON PÈRE

A MA MÈRE

A MES FRÈRES

F. Boularan.

A MON PRÉSIDENT DE THÈSE

Monsieur le Professeur FORGUE

MEIS ET AMICIS

F. BOULARAN.

INTRODUCTION

Les maxillaires sont souvent le siège de kystes dont les rapports avec le système dentaire ne sont plus à démontrer. Ils ont été divisés en plusieurs classes suivant la période de l'évolution dentaire pendant laquelle ils se développent.

Les uns apparaissent à l'époque de la seconde dentition et contiennent en général des dents dans leur intérieur, on les a appelés pour cette raison kystes dentifères. Les autres se développent à n'importe quel moment de l'évolution dentaire et se divisent en deux classes suivant leur constitution. Certains présentent une cavité formée de plusieurs loges ; ce sont les kystes multiloculaires. D'autres ont une cavité formant une seule loge, on les désigne sous le nom de kystes uniloculaires.

Dans cette étude nous parlerons uniquement de ces derniers. M. le professeur Forgue opéra, au mois de septembre 1892, un de ces kystes occupant le maxillaire supérieur. Il va en publier dans le *Nouveau Montpellier médical* l'observation suivie d'une planche où l'on peut voir la forme et la disposition de l'épithélium qui tapisse la paroi. Nous devons à l'obligeance de notre professeur d'avoir pu prendre connaissance de cette observation et de ce dessin, et sur ses conseils nous en avons fait le sujet de notre thèse inaugurale. Ce qui nous a de plus engagé à choisir ce travail, c'est que la paroi de ce kyste a été l'objet d'un examen histologique de la part de M. le professeur Kiener. Les résultats de cet examen ont montré que cette paroi avec son épithélium étoilé provenait bien de la prolifération des bourgeons épithéliaux paradentaires. C'est la confirmation de la théorie émise par M. Malassez et depuis soutenue par M. Albarran, et nous sommes heureux d'ajouter cette observation à celles que ce dernier auteur a publiées en 1888 dans la *Revue de Chirurgie.*

Que M. le professeur Kiener veuille bien accepter l'expression de notre reconnaissance pour l'amabilité avec laquelle il nous a communiqué l'examen histologique de ce kyste.

Qu'il nous soit permis d'offrir à M. le professeur Forgue nos plus sincères remerciements pour les conseils qu'il nous a prodigués et pour l'honneur qu'il a bien voulu nous faire de présider notre thèse.

CONTRIBUTION A L'ÉTUDE

DES

KYSTES UNILOCULAIRES DES MAXILLAIRES

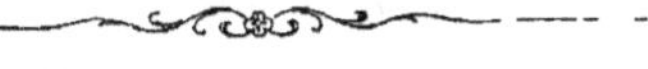

HISTORIQUE

L'histoire des kystes des maxillaires ne remonte pas bien loin. Les anciens les classaient parmi les tumeurs sans distinction de nature ni de constitution. Scultet [1], J.-L. Petit [2], parlent de kystes qu'ils ont rencontrés dans les maxillaires. Mais ils ne s'aperçoivent pas des relations qui existaient entre ces kystes et les dents.

Quelque temps après, Fauchard [3], Runge [4], Bordenave [5], Jourdain [6], décrivent certains kystes en rapport avec les dents. Les uns, tels que Runge, pensent que les collections kystiques du sinus maxillaire peuvent avoir débuté au voisinage des racines des dents. D'autres avec Jourdain sont d'avis que le kyste développé d'abord dans le sinus envahit consécutivement les alvéoles.

En 1816, Delpech [7] nous donne une excellente description des

[1] Scultet; Armentarium chirurgicum, 1654.
[2] J.-L. Petit; Traité des maladies des os, tom. II, 1723.
[3] Fauchard; Le chirurgien dentiste, tom. I, 1728.
[4] Runge; Thèses de Haller, 1750.
[5] Bordenave; Mémoires de l'Académie de chirurgie, 1768.
[6] Jourdain; Traité des maladies de la bouche, tom. I, 1778.
[7] Delpech; Précis des maladies réputées chirurgicales, 1816, tom. III.

kystes, dont il décrit deux sortes, les petits kystes qu'on arrache en même temps que les dents, et d'autres kystes dont le volume est beaucoup plus considérable. Ce sont des kystes uniloculaires qu'il ne faut pas « confondre avec les suppurations et les caries des parois du sinus maxillaire ». Après avoir donné une bonne description de ces kystes, Delpech n'en donne pas la pathogénie. Il se contente de leur attribuer comme causes étiologiques les dents cariées, les violences exercées sur la mâchoire.

On lui attribue une théorie qui fait naître les kystes dans la pulpe et le cordon vasculo-nerveux des dents. Nous pensons que Delpech a très bien vu les relations des kystes des maxillaires avec le système dentaire, mais sans vouloir indiquer quelle partie des dents doit être incriminée dans la production de ces kystes.

Dupuytren[1] vient ensuite, réunit les diverses observations et fait une excellente description clinique de ces tumeurs, mais sans indiquer de pathogénie. Diday[2], en 1839, rattache les kystes au développement des dents. L'année suivante, Forget[3] divise les kystes en trois classes : solides, liquides et mixtes. Il fait intervenir comme cause dominante la carie dentaire. Jusqu'ici, la pathogénie proprement dite est laissée dans l'ombre. Nélaton[4], dans un traité élémentaire de chirurgie, résume ainsi l'état des connaissances sur ce sujet : « Le développement presque exclusif des kystes osseux dans l'une et l'autre mâchoire, les rapports de quelques-unes de ces tumeurs avec la racine d'une dent à laquelle le kyste semble attaché, indiquent que l'évolution dentaire n'est pas étrangère à cette maladie ». Voilà tout ce que l'on sait à cette époque.

Avec Guibout, la question va entrer dans une nouvelle phase.

[1] Dupuytren ; Leçons de clinique chirurgicale, 1839, vol. II.

[2] Sur les maladies des os de la face. Thèse d'agrégation, 1839.

[3] Forget ; Recherches sur les kystes des os maxillaires. Thèse, 1840,

[4] Eléments de pathologie chirurgicale, tom. II, pag. 49.

Les travaux vont se succéder nombreux et des théories diverses vont se faire jour pour expliquer la formation des kystes.

Guibout[1] le premier expose une théorie d'où il tire les conclusions suivantes : 1° Dans certains cas, la présence de kystes dans les mâchoires nous semble être le résultat de l'hypertrophie et de l'hypersécrétion, quelle que soit d'ailleurs la cause qui les ait produites, d'un ou plusieurs follicules dentaires. 2° Dans d'autres cas, l'aberration dans la direction et la position absolue des dents peut être la cause des kystes que l'on trouve dans les maxillaires. 3° Ils peuvent être la conséquence plus ou moins indirecte ou éloignée de l'activité vitale que la nature déploie au centre des maxillaires et des vicissitudes de forme, de structure et de dimension auxquelles les os sont sujets.

Cette théorie admet des kystes indépendants du système dentaire, ce que Broca[2] combat. Dans son étude sur le développement des dents, il établit une théorie qui a eu cours jusqu'en ces dernières années. Il divise les kystes en : 1° Kystes progènes ou préexistants (embryo-plastiques, odonto-plastiques, coronaires); 2° Kystes néogènes (formés en dehors d'une cavité préexistante); 3° Kystes périgènes (formés autour d'un corps étranger). Pour lui, l'épithélium qui tapisse la paroi des kystes alvéolo-dentaires proviendrait de la paroi interne du follicule dont la surface interne est revêtue à l'état normal d'une couche épithéliale qui la sépare de l'organe proprement dit de l'émail.

M. Magitot dans son mémoire sur les *Tumeurs du périoste dentaire* (1860) écrit : « L'étiologie des kystes du périoste est assez simple : la cause éloignée est constamment la carie dentaire dont l'envahissement a modifié profondément la vitalité de l'organe ; la cause prochaine est une périostite chronique limitée au point de la membrane qui devient le siège de l'abcès, de sorte

[1] Guibout ; Union médicale, 1847.

[2] Broca ; Traité des tumeurs, vol. II.

que le pus produit à la face profonde de la membrane ne trouvant pas d'issue extérieure ni par le canal dentaire oblitéré, ni par l'alvéole, s'accumule en une poche close de toutes parts ».

Plus tard, dans un autre mémoire [1] il admet les kystes folliculaires pour lesquels il accepte la théorie de Broca, et les kystes alvéolo-dentaires ou périostiques dont il explique la formation par sa théorie périostale, que nous exposerons d'ailleurs au sujet de la pathogénie. Il n'admet dans la mâchoire que des kystes d'origine dentaire. Cette opinion est alors combattue par Giraldés[2], par Dolbeau[3], par Forget et Houel à différentes reprises. Ces divers auteurs considèrent les kystes uniloculaires comme indépendants du système dentaire. M. Guyon[4] décrit les kystes qu'il croit indépendants du système dentaire, néanmoins il fait des réserves sur cette affirmation. Després[5] pense que les kystes ne sont que des dégénérescences kystiques de toute autre tumeur. Follin et Duplay [6] soutiennent à peu près la même opinion. Cependant M. Duplay pense que les observations de kystes indépendants des dents sont pour le moins contestables. Il l'affirmait dans une conférence en 1878.

L'opinion émise par M. Magitot que tous les kystes des mâchoires sont d'origine dentaire fut de nouveau défendue par lui dans des leçons recueillies par le Dr Cruet [7]. En 1881, le Dr Charvot affirme encore cette théorie périostique et exclusivement dentaire [8], mais à la fin de son travail il donne un résumé succinct d'une théorie nouvelle qui fait dériver les kystes des maxil-

[1] Archives gén. de méd., 1872-73.
[2] Soc. de chir., 1872.
[3] Tribune médicale, 1874.
[4] Dictionnaire encyclop. des Sc. méd., art. Maxillaires.
[5] Dictionnaire de méd. et de chir. pratiques, art. Mâchoires.
[6] Pathologie externe.
[7] Gazette hebdomadaire de méd. et de chir., 2 juin 1876.
[8] Arch. gén. de méd., 1881.

laires des débris paradentaires qui sont renfermés dans la gencive.

Cette dernière théorie fut exposée pour la première fois par Reclus en 1876 dans un très important mémoire sur l'épithélioma térébrant du maxillaire supérieur, paru dans le *Progrès Médical*[1]. Il expose les idées de Verneuil. Du reste, M. Malassez avait déjà posé les fondements de cette nouvelle théorie dans ses travaux au laboratoire d'histologie du Collège de France. Les idées de Malassez exposées pour la première fois par Charvot en 1881, furent confirmées par leur auteur en 1884[2]. Il établit dans un premier travail l'existence à l'état normal chez l'adulte de débris épithéliaux (provenant des bourgeonnements du fœtus) dans le ligament alvéolo-dentaire et dans le derme de la gencive.

En 1884, Aguilhon de Sarran[3] émet une nouvelle théorie. Pour lui, les kystes des maxillaires se développent de la même façon que les kystes qui se forment autour d'un corps étranger.

Albarran fait voir en 1885 le rôle des débris paradentaires dans une épulis épithéliale. En 1885, Malassez[4] écrit un second mémoire dans lequel il établit pièces en main le rôle des débris épithéliaux paradentaires dans les fongosités radiculo-dentaires et dans les kystes multiloculaires, et par déduction logique il applique sa théorie aux kystes uniloculaires. En 1887, Albarran présente à la Société de Biologie un épithélioma adamantin du maxillaire supérieur. L'année suivante, le même auteur[5] publie un travail très important sur les kystes des maxillaires, dans lequel il soutient la théorie paradentaire. En 1887, M. Magitot[6], dans la discussion qui suivit la communication d'Albarran, sou-

[1] Progrès médical, nos des 18 nov. et 2 déc. 1876.

[2] Archives de physiologie, 1884.

[3] Bull. de la Soc. de biologie, 1884.

[4] Arch. de physiologie, 1885.

[5] Revue de chirurgie, 1888.

[6] Bull. et mém. de la Soc de biologie.

tient sa théorie périostique en modifiant néanmoins quelques-unes de ses conceptions.

D'autres théories ont été proposées pour expliquer ces formations néoplasiques. Gosselin[1] pense que les kystes uniloculaires seraient dus à une forme particulière d'ostéite qui amènerait la production de cavités remplies de liquide, de véritables kystes. Cette théorie n'a pas eu de nombreux partisans. L'auteur, en effet, n'apporte pas de preuves suffisantes à l'appui de son hypothèse

Brosike[2] pense qu'ils sont dus à un développement anormal de l'émail ; Eve[3], à une accumulation de liquide dans ces organes. Ce dernier n'admet pas le revêtement épithélial à l'intérieur du kyste.

Mickulicz[4] les fait dériver d'une inclusion du feuillet externe.

Actuellement la théorie épithéliale paraît admise par tout le monde, et c'est celle-là que soutient Heydenreich dans le *Traité de Chirurgie* de Duplay et Reclus.

Au mois de juillet 1891 la théorie de M. Magitot semble reprendre l'offensive dans une thèse de M. Bouvet sur la pathogénie des kystes radiculo-dentaires. Cet auteur, ne retenant de la théorie périostique que les points essentiels, cherche un terrain de conciliation entre les théories de Malassez et de Magitot.

1 Gosselin ; Clinique chirurgicale. Paris, 1879.

2 Brosike ; Thèse de Berlin. Rev. des Sc. méd., 1875.

3 Eve ; Cystic tumours of the Jaws; British J. of dental Science, 1883.

4 Wien. Woch., 1876.

ANATOMIE PATHOLOGIQUE

On a décrit deux sortes de kystes uniloculaires : les kystes radiculo-dentaires ou petits kystes, en général attachés au sommet de la racine d'une dent, et les grands kystes uniloculaires qui ne présentent pas de rapport direct avec celle-ci. Cette distinction avait été établie lorsque les théories pathogéniques attribuaient à ces deux sortes de kystes une origine différente. Par cette division aussi on avait voulu exprimer le rapport constant des petits kystes radiculo-dentaires avec les racines des dents et nier les rapports des grands kystes uniloculaires avec ces mêmes dents. Or il paraît démontré que les petits kystes peuvent être aussi bien séparés des racines des dents que les grands kystes, et de même ces derniers peuvent avoir les mêmes rapports que les petits kystes. Devons-nous aujourd'hui maintenir cette division ? Nous ne le pensons pas. En effet, d'après la théorie épithéliale ces deux sortes de kystes ont une même origine : les débris épithéliaux paradentaires. Les causes qui leur donnent naissance sont les mêmes ; en outre, ces kystes ont même forme et même structure, ils ne diffèrent entre eux que par leur voume. Pour ces raisons, nous ne décrirons qu'une variété de kystes uniloculaires.

Les kystes uniloculaires se développent aussi fréquemment dans l'enfance que dans l'âge adulte ; ils prennent à peu près constamment leur origine dans un même point qui est la partie profonde du ligament alvéolo-dentaire près du sommet de la racine. Parfois leur développement se fait dans un point un peu excentrique, mais dans tous les cas ils sont logés dans le rebord alvéolaire au début de leur évolution. Les dents affectent ainsi des rapports intimes avec ces tumeurs. La forme générale des kystes des mâchoires est ordinairement ovoïde et irrégulière, présentant des bosselures; ces dispositions sont dues aux divers obstacles que rencontrent les kystes pendant leur évolution, par suite de la résistance de quelque portion osseuse. C'est ce qui explique pourquoi les kystes se développent très rarement dans le sens même du bord alvéolaire mais font saillie soit en dedans de l'arcade dentaire, soit beaucoup plus fréquemment au dehors.

Les kystes s'accroissent très lentement et parfois sans trouble apparent de la santé. Aussi est-on surpris de voir, lorsqu'on vient d'arracher une dent, un petit kyste qui coiffe le sommet de la racine. Ces petits kystes n'atteignent pas un grand volume, ils peuvent tout au plus arriver à la grosseur d'une noisette. Ils sont intimement attachés au sommet de la dent, quelquefois un pédicule seulement les y relie. Leur forme est variable, ils sont tantôt arrondis, tantôt piriformes, parfois leur paroi présente des bosselures. Cette paroi est en général assez épaisse, elle renferme dans son intérieur un liquide clair et limpide qui dans quelques cas cependant peut devenir séro-purulent. Elle contient aussi quelquefois des fongosités implantées sur sa face interne et remplissant presque complètement sa cavité. Dans le cas de kystes qui ne sont pas rattachés à la dent par un pédicule, on voit que la paroi n'est pas complète ; elle fait défaut du côté de la dent et l'on aperçoit alors le sommet de celle-ci baignant librement dans le liquide de la cavité kystique. La racine de la dent n'a pas conservé sa structure ni sa forme normales, elle est rugueuse et a subi un travail de résorption plus ou moins avancé. Malassez a démontré dans les travaux du laboratoire de Ranvier, en 1885, qu'il existe de petits kystes même sessiles qui se trouvent séparés de la racine dentaire par une petite lamelle de tissu ligamenteux.

Ces petits kystes ont un développement progressif. La cavité alvéolaire dans laquelle ils ont pris naissance ne peut bientôt plus les contenir : leur voisinage amène dans le tissu osseux environnant un processus d'ostéite destructive qui fait disparaître les cloisons osseuses ; une loge est ainsi formée qui ira s'agrandissant à mesure qu'augmentera le volume du kyste. Ce volume n'est pas aussi considérable que celui de certains autres kystes des mâchoires : la plupart du temps, il ne dépasse pas la grosseur d'une noix. Dupuytren observa cependant un kyste dont le volume égalait celui de la tête d'un enfant.

Les kystes situés dans le maxillaire supérieur présentent une disposition particulière à cause de la présence du sinus maxillaire. Les uns refoulent simplement la paroi sans pénétrer à l'intérieur du sinus, tandis que d'autres pénètrent à travers la paroi jusque dans le sinus maxillaire. On compte un certain nombre d'observations de kystes ayant ainsi pénétré dans le sinus maxillaire.

Les petits kystes ont, avons-nous dit, une paroi très épaisse. Dans les grands kystes uniloculaires cette paroi est au contraire mince et souple, peu adhérente aux parties voisines molles ou dures. Leur surface interne est lisse et unie, et presque toujours il faut regarder de près pour voir les petites saillies papillaires que nous décrirons bientôt. Il est rare que la surface interne de ces kystes soit irrégulière, quoique, dans un cas, Magitot ait vu un gros mamelon remplir presque complètement la cavité kystique. Le contenu de ces kystes est en général clair et filant, néanmoins il peut être mélicérique, coloré en brun, contenant des filaments blanchâtres. Le contenu de ces kystes peut encore présenter un aspect butyreux ; dans ces cas-là, la ponction exploratrice donne un résultat presque négatif. Dans plusieurs observations de kystes butyreux, on signale l'existence d'une fistule dont l'orifice siège au niveau du bord alvéolaire de la mâchoire, et qui fait communiquer le kyste avec la cavité buccale. Le microscope fait reconnaître dans ce liquide butyreux de la graisse et des cellules épithéliales. Le contenu de ces kystes peut, à un moment donné, se transformer et devenir purulent.

Nous devons à Malassez la description de la structure des petits kystes radiculo-dentaires. Ils présentent une paroi formée par plusieurs couches de tissu conjonctif. Les couches externes de la paroi sont constituées par des lamelles fibreuses disposées parallèlement à la surface du kyste. Au niveau de leur insertion sur la dent, ces lamelles fibreuses se confondent avec les fibres du ligament alvéolo-dentaire. Les couches internes sont plus riches en éléments cellulaires ; le tissu y est quelquefois myxomateux et cette partie interne de la paroi forme des végétations qui s'avancent dans la cavité kystique.

Une couche épithéliale tapisse la surface interne du kyste, sauf au niveau où la dent fait saillie à l'intérieur. Des prolongements cylindriques ou ramifiés partent de cette couche épithéliale et vont s'enfoncer dans l'épaisseur de la paroi.

Ces bourgeons épithéliaux sont formés par des cellules pavimenteuses avec des filaments d'union tantôt plus courts, tantôt plus considérables. Ces filaments donnent quelquefois à ces cellules le caractère étoilé des cellules centrales de l'organe adamantin.

L'épithélium qui tapisse la cavité du kyste forme en général plusieurs couches. En allant de dedans en dehors on trouve une première couche de cellules aplaties parallèlement à la surface. Dans la couche suivante, les cellules ne sont plus aplaties et présentent les caractères des cellules centrales de l'émail.

Dans les petits kystes, parfois la suppuration a fait disparaître le revêtement épithélial en certains points, mais dans tous les cas on reconnaît toujours fort bien les bourgeons pariétaux.

La structure des grands kystes uniloculaires présente avec celle des petits kystes une très grande analogie. Nous y trouvons également une paroi formée de diverses couches. A la partie la plus externe nous voyons des lamelles disposées parallèlement à la surface ; puis, en allant vers le centre, le tissu devient tantôt embryonnaire, tantôt myxomateux. De nombreux vaisseaux parcourent la paroi. Dans certains cas on trouve ces vaisseaux immédiatement au-dessous de la couche épithéliale. Cette paroi forme à l'intérieur du kyste de petits mamelons ressemblant à des papilles fongiformes.

Ces divers caractères se trouvent plus ou moins nettement marqués dans les observations qui font suite à notre travail.

Première observation. — On distingue une couche de gros bourgeons charnus recouverts d'épithélium et reposant sur un tissu fibreux. Ce tissu fibreux est riche en vaisseaux et fortement infiltré de cellules rondes ; il se continue sans démarcation avec les bourgeons charnus.

Obs. ii. — A la coupe la paroi est formée en dehors par du tissu conjonctif fasciculé, disposé en lamelles parallèles dans leur ensemble à la surface du kyste ; en dedans on voit ce tissu se continuer assez brusquement avec une couche embryonnaire de petites cellules rondes qui du côté de la cavité kystique est délimitée par une ligne irrégulière présentant quelques enfoncements séparés par des parties saillantes. Il faut remarquer que dans cette partie embryonnaire de la paroi les éléments cellulaires sont séparés par une assez grande quantité de substance fondamentale, et que dans sa partie la plus interne elle prend un aspect myxomateux.

Ce kyste est très vasculaire : toute la portion de la paroi que nous avons vue formée de tissu embryonnaire est parcourue par un fin réseau de capillaires embryonnaires, qui arrivent immédiatement au-dessus de l'épithélium. Par places on voit de petites hémorrhagies interstitielles.

Obs. iii. — « Au microscope, indépendamment de quelques lamelles osseuses atteintes d'ostéite, qui se voient tout à fait à la surface, on peut distinguer trois couches dans la coupe de la paroi kystique.

La couche la plus externe est formée par un tissu fibreux qui se continue sans ligne de démarcation avec le périoste, dans les parties où il existe encore des lamelles osseuses.

La couche moyenne est formée par du tissu embryonnaire et les éléments jeunes infiltrent aussi une partie de la couche précédente, en sorte qu'il n'existe pas une ligne de démarcation bien nette entre les deux. Cette couche embryonnaire forme des mamelons comparables sous le point de vue de la forme aux papilles fongiformes. La partie centrale de ces mamelons présente souvent un certain nombre de faisceaux conjonctifs bien développés dont la direction est parallèle à l'axe de la papille ».

Cette paroi dont nous venons d'étudier la structure est tapissée à l'intérieur par une couche épithéliale, qui est parfois très mince, mais partout continue. Elle recouvre toute l'étendue des mamelons papilliformes, que nous avons surtout remarqués dans notre seconde observation, et s'insinue dans les dépressions qui les séparent. Dans les points où la bordure épithéliale est assez épaisse, on peut y distinguer trois couches de cellules différentes : celles qui reposent immédiatement sur le tissu embryonnaire se rapprochent de la forme cubique. La couche la plus interne est formée de cellules aplaties, tandis que la couche intermédiaire se compose de cellules présentant tous les caractères du type épithélial adamantin : elles sont étoilées et présentent des prolongements les unissant les unes aux autres. Parfois cet ordre n'est pas aussi bien respecté et on trouve des cellules étoilées dans toutes les parties de la couche épithéliale. Au lieu d'être unies étroitement entre elles, elles présentent quelquefois des vacuoles qui les séparent.

Obs. I. — L'épithélium a un aspect tout à fait particulier. Il se compose de cellules de forme très irrégulière et pourvues de prolongements par lesquels elles sont unies entre elles. Ces cellules sont disposées en couches multiples, tantôt aplaties et parallèles à la surface, tantôt au contraire redressées et cylindroïdes. Elles forment un assemblage discontinu au milieu duquel sont ménagées de nombreuses lumières. Entre les cellules épithéliales on distingue un grand nombre de cellules migratrices.

Obs. II. — Reposant sur la couche précédente (embryonnaire de la paroi) et limitant la cavité kystique, existe une mince bordure épithéliale masquée en partie par la présence du sang. Cette couche, très mince, est réduite à deux ou trois épaisseurs de cellules aplaties au niveau des parties saillantes de la couche embryonnaire, tandis que, plus nette au niveau des enfoncements, elle paraît formée presque partout par des cellules pavimenteuses aplaties, et dans certains endroits on voit les cellules correspondantes à la partie centrale de la bordure épithéliale prendre un aspect vaguement étoilé. La dissociation de ces cellules avec l'alcool au tiers et le sérum iodé montre nettement que, à côté des cellules pavimenteuses aplaties, il en existe de nettement étoilées.

Obs. III. — La surface interne du kyste est recouverte d'une couche épithéliale qui coiffe les mamelons et s'insinue dans les espaces qui les séparent les uns des autres.

Les cellules qui forment cet épithélium présentent très nettement la forme étoilée, les anastomoses qui caractérisent l'épithélium adamantin : elles se pressent en couches stratifiées d'épaisseur variable, et, tandis que dans les couches moyennes la structure adamantine est fort nette, on voit les cellules qui limitent la cavité s'aplatir parallèlement à la surface sans prendre pour cela le type corné.

La limite entre l'épithélium et la couche embryonnaire est

peu distincte, il existe des endroits où il est impossible, quel que soit le grossissement employé, de dire où s'arrête l'épithélium, où commence le tissu conjonctif ; on voit à la limite des deux couches des éléments cellulaires épithélioïdes.

Nous avons vu que la couche épithéliale présente une épaisseur variable suivant les points examinés ; elle est plus épaisse entre les mamelons papilliformes qu'à la surface de ceux-ci, et par places on la voit former un large bourgeon peu étendu qui penètre dans la couche embryonnaire sous-jacente.

Au niveau de la partie épaissie de la paroi, c'est-à-dire dans la partie de la poche qui est en rapport avec la muqueuse du sillon gingivo-labial, on voit la couche épithéliale présenter une épaisseur plus considérable : dans un point les cellules prennent franchement le type pavimenteux, et sur plusieurs préparations nous avons vu la coupe transversale d'un cordon épithélial à évolution cornée, située dans l'épaisseur de la paroi conjonctive de la poche.

Nous avons vu dans l'étude de la structure des petits kystes des bourgeons épithéliaux s'enfoncer dans l'épaisseur de la paroi. Il en est de même dans les grands kystes uniloculaires, quoique ces bourgeons soient bien moins nombreux. Dans l'Obs. II nous voyons un cordon épithélial à évolution cornée s'enfoncer au milieu du tissu fibreux. Dans l'Obs. III nous en trouvons un autre exemple. «La couche épithéliale n'envoie que de très rares bourgeons dans la paroi kystique, et ce n'est qu'après des examens répétés de très nombreuses coupes que nous avons pu voir quelques-uns de ces bourgeons formés par des cellules pavimenteuses : l'un d'entre eux présente des globes épidermiques».

PATHOGÉNIE

On a émis diverses théories pour expliquer l'origine des kystes uniloculaires. Nous les avons signalées dans notre premier chapitre. Ces doctrines sont pour la plupart trop en désaccord avec les conceptions anatomo-pathologiques modernes pour que nous nous attardions à les réfuter. Du reste, cela nous entraînerait trop loin, et nous empêcherait d'examiner en détail les théories qui ont encore des défenseurs, et celles qui paraissent admises par la majorité des savants.

M. Magitot[1] expliqua la formation des kystes en faisant intervenir le périoste alvéolo-dentaire. Pour lui, les causes des kystes du périoste peuvent presque toujours se rattacher à un processus bien déterminé. Un traumatisme, des lésions variées des dents occasionnées le plus souvent par des tentatives d'arrachement infructueuses, déterminent dans les racines des phénomènes d'irrîtation ou d'inflammation plus ou moins vive. Quand il ne se produit pas de phlegmon ou d'abcès « il y a grande probabilité pour qu'un état inflammatoire lent et subaigu du périoste amène un épanchement qui représente le point de départ d'un kyste ». Une dent cariée produit le même effet.

« Or, sous l'influence d'une des causes indiquées plus haut, le périoste peut se soulever sur une certaine étendue et se séparer ainsi de la surface du cément sous-jacent. Ce soulèvement se produit soit sur un des côtés de la racine, soit au niveau du sommet. Ce dernier cas est de beaucoup le plus fréquent. Une

[1] Magitot; Mémoires sur les kystes des mâchoires, 1872-73. Archives générales de médecine.

quantité d'abord très faible de liquide se trouve ainsi collectionnée au-dessous de la membrane et sécrétée par sa face profonde. Si la poche occupe exactement le sommet au point correspondant à l'orifice du canal dentaire, la condition essentielle de sa formation est la non perméabilité de ce même canal, car, si celui-ci restait perméable, le liquide trouvant à mesure de sa sécrétion une issue naturelle, la collection ne pourrait se former ».

La membrane périostale dans sa transformation en paroi kystique subit des modifications de structure. « Elle augmente parfois d'épaisseur par un phénomène d'hypergenèse des éléments qui la composent ». Une couche d'épithélium formé par genèse directe tapisse sa face profonde.

En résumé, le périoste soumis à une inflammation chronique sécrète du liquide, ce liquide ne pouvant s'écouler au dehors se collecte dans une cavité, dont la paroi formée par le périoste est tapissée d'épithélium.

Il est difficile d'expliquer comment une même cause peut amener tantôt une inflammation vive, tantôt une simple irritation. Les histologistes n'admettent pas non plus qu'un épithélium puisse se former par genèse. Devant ces objections Magitot modifia sa théorie.

Le périoste irrité sécrétait le liquide qui allait former le kyste ; dans la nouvelle théorie le liquide ne vient plus du périoste, mais de la pulpe dentaire gangrenée. « Supposons une dent qui sous une influence pathologique particulière est affectée d'inflammation ou de gangrène de son organe central la pulpe. Des liquides pathologiques s'accumulent dans son intérieur ». « S'il n'existe pas de carie ou si celle-ci vient à être obturée d'une manière quelconque, il se produit aussitôt une rétention de ces liquides qui, cherchant une issue, se dirigent vers le sommet du canal radiculaire. Arrivés en ce point, que se passe-t-il ? Ces liquides rencontrent à l'orifice du canal en question les éléments du ligament dentaire, ils y produisent une irritation ou une inflammation plus ou moins vive. Si elle est modérée, on a la production d'un kyste. L'irritation du ligament se traduit alors par la production d'une poche plus épaisse ayant invariablement pour centre la lumière même du canal radiculaire, lieu d'arrivée des liquides pathologiques en question[1] ».

Nous voyons M. Magitot abandonner le nom de périoste pour le remplacer par celui de ligament. En 1880, Aguilhon de Sarran avait contesté la nature périostique de la membrane alvéolo-dentaire et plus tard Malassez démontra sa nature ligamenteuse.

M. Magitot reconnait son erreur, mais il prétend que sa théorie ne change pas. « Ligament ou périoste, ma thèse reste la même». En acceptant les idées anatomiques de M. Malassez, Magitot aurait dû aussi admettre les conséquences qui en découlent. « Des groupes de faisceaux fibreux plus ou moins isolés les uns des autres, s'implantant plus ou moins perpendiculairement sur le cément et y pénétrant sous forme de fibres de Sharpey, ne peuvent être séparés du cément et soulevés par un liquide comme pourrait l'être un véritable périoste.... Il est évident qu'un liquide arrivant au niveau des insertions de ces faisceaux sur la dent filerait entre leurs interstices [2].»

Cette objection suffirait à renverser cette théorie, du reste elle n'est pas la seule. On demanda à Magitot d'où provenait l'épithélium qui tapisse la paroi des kystes. Abandonnant la formation par genèse, il prétendit qu'il prenait naissance aux dépens d'une couche d'épithélium qui existerait entre le ligament et la dent.

Or, cet épithélium n'existe pas sous forme de couche continue, car il est impossible de rien découvrir de pareil dans les préparations microscopiques. Si M. Magitot prétend que ce ne sont que des débris de l'épithélium qui tapisse la paroi du follicule,

[1] Mém. de la Soc. de biol., 1887.

[2] Malassez ; Mém. de la Soc. de biologie, 1887.

il tombe dans la théorie qui est l'opposé de celle qu'il défend. Une troisième opinion fut soutenue par lui : l'épithélium se développerait aux dépens du tissu conjonctif : il cite à l'appui de sa thèse l'opinion de M. Renaut. Mais ce dernier, en affirmant cette origine de l'épithélium, avait en vue non pas l'origine de l'épithélium ectodermique mais celle de l'épithélium mésodermique, de l'endothélium.

La thèse soutenue par M. Magitot ne peut donc nous expliquer comment se forme l'épithélium qui tapisse la face interne de la paroi. Le mécanisme invoqué par lui pour la production de la poche ne peut non plus être admis ; aussi sommes-nous forcé de chercher une autre théorie pour expliquer les kystes que M. Magitot appelait radiculo-dentaires.

Ceux qui étaient désignés sous le nom de kystes uniloculaires se formaient d'après la théorie de Broca, aux dépens du follicule devenu kystique. Cette transformation prendrait son origine dans l'organe de l'émail. Comme ces kystes ne contiennent pas de dents ni de rudiments de dents, Broca admettait qu'ils se formaient à la période embryoplastique, période où la dent n'était pas encore développée. « Le bulbe [1], dit-il, atrophié par la pression du liquide, s'aplatit, s'étale sur la paroi, avec laquelle il peut même se confondre entièrement, et à l'ouverture on n'y trouve ni dent, ni rudiment de dent ».

M. Malassez [2] combattit cette hypothèse ; il montra combien il est difficile d'expliquer par elle la présence d'un kyste uniloculaire chez un individu dont le système dentaire est développé au complet, les récidives des kystes uniloculaires après extirpation d'une partie de la poche et la transformation possible des kystes uniloculaires en kystes multiloculaires.

En outre, avec cette théorie on est forcé d'admettre que le

[1] Broca ; Traité des tumeurs, tom. II, 1869, note, pag. 35
Archives de physiologie, 1885.

kyste a commencé à se développer à une période où la dent n'était pas encore formée; il se serait ensuite arrêté dans sa marche et aurait même rétrogradé au point de passer longtemps inaperçu. Cela peut être vrai, mais nous voyons les kystes épithéliaux de nouvelle formation suivre une marche bien différente. «Une fois nés, on les voit habituellement s'accroître plus ou moins vite, mais sans relâche, par suite de la sécrétion incessante de leurs parois [1]».

A la place de ces théories, Malassez croit préférable d'admettre que ces kystes ont pour point de départ quelque débris épithélial paradentaire.

Ces débris épithéliaux ont été très bien étudiés par cet auteur [2]. Ils forment sur toute la hauteur de la racine de la dent un réseau à mailles très fines qui l'entoure comme le filet d'un ballon. Sur quelques coupes il est assez difficile de retrouver ces débris, néanmoins dans la plupart des préparations on peut les reconnaître sous forme de cordons allongés, ou bien de petites masses circulaires représentant la coupe faite en travers d'un des cordons.

On trouve aussi quelquefois des débris épithéliaux en dehors du cément et du ligament alvéolo-dentaire. La structure de ces débris est très simple : une couche de petites cellules pavimenteuses à gros noyau, entourée d'une couche de cellules cylindriques, forme la plupart de ces masses épithéliales.

Malassez démontra que dans les fongosités radiculo-dentaires il existe des masses épithéliales présentant tous les caractères des débris épithéliaux paradentaires. Ces masses se creusent parfois d'une petite cavité, qui est un kyste miniature. Les petits kystes radiculo-dentaires présentent dans la constitution de leur paroi des traînées et des masses épithéliales qui reproduisent à

[1] Malassez ; Archives de physiologie, 1885.

[2] Arch. de physiol., 1884.

s'y méprendre les caractères de celles qu'on rencontre dans les fongosités. Leur paroi est tapissée par des cellules malpighiennes ou adamantines comme celle des kystes miniature. Il est donc permis de conclure que les kystes radiculo-dentaires ne sont qu'un stade avancé des petits kystes et que leur origine est la même.

Cependant on pourrait objecter que ces traînées épithéliales viennent non des débris paradentaires, mais bien de la gencive elle-même. Pour qu'il en fût ainsi, il faudrait trouver des bourgeons épithéliaux reliant à la gencive le sommet radiculaire où se développe le kyste et traversant le ligament alvéolo-dentaire. Or, cette partie du ligament situé entre la racine et la gencive est saine, et on ne trouve pas trace de prolifération de l'épithélium gingival.

Ces kystes siègent ordinairement au sommet de la racine. Cette disposition peut s'expliquer facilement. En effet, ils se développent le plus souvent auprès d'une dent cariée, dans le canal de laquelle on a trouvé des micro-organismes. Ces derniers cheminent à travers le canal et vont irriter les débris épithéliaux paradentaires qui se trouvent à leur point d'arrivée, c'est-à-dire au sommet radiculaire. Ces masses épithéliales prolifèrent et forment un kyste.

« Les débris paradentaires touchant presque à la racine, on conçoit qu'il suffise d'une légère augmentation de volume pour qu'ils viennent se mettre au contact de la racine. Mais il reste à expliquer pourquoi la cavité apparaît tout d'abord au contact immédiat de la dent entre elle et l'épithélium. Pour cela, il faut encore faire un retour en arrière et nous rapporter à ce que nous avons vu précédemment dans la gingivite expulsive et aussi à ce que nous savons de la conduite de l'organe de l'émail par rapport à la dent qu'il contribue à former. Dans la formation de la dent nous savons que le bourgeon adamantin vient s'appliquer contre le bulbe dentaire et qu'il constitue plus tard un véritable revêtement épithélial à la dent néoformée ; puis, quand celle-ci est sur le point de sortir, la séparation se produit justement entre elle et son revêtement épithélial, ou plutôt entre celle-ci et son propre produit de sécrétion ; l'émail, lequel fait corps avec la dent, est entraîné avec elle[1].

»Or, les débris paradentaires profonds que nous supposons être l'origine de nos kystes dérivent en somme de l'épithélium gingival et faisaient probablement partie, ainsi que nous l'avons vu dans mon précédent travail, des végétations épithéliales parties de l'organe adamantin. Il est donc naturel que ces débris, après s'être hypertrophiés, après avoir gagné la dent et s'être étalés à sa surface, s'en isolent en restant adhérents aux tissus alvéolo-dentaires, ils ne font en cela qu'imiter leurs ancêtres l'épithélium gingival et l'épithélium adamantin. »

Tel est le mécanisme qui donne naissance aux petits kystes radiculo-dentaires. Un mécanisme semblable explique la formation des grands kystes. « Nous savons, dit M. Malassez, qu'il existe des débris épithéliaux siégeant assez loin des racines dentaires en dehors même du ligament alvéolo-dentaire, dans les espaces médullaires voisins, et l'on conçoit qu'ils puissent être eux aussi le point de départ de kystes se développant plus ou moins loin des racines. Nous avons vu d'ailleurs les kystes radiculo-dentaires qui siégeaient à une très petite distance des racines ; le cas de Vitalis nous montre un kyste plus éloigné et séparé par une couche conjonctive ; celui de Mickulicz un kyste plus éloigné encore, puisqu'il y a entre la racine et le kyste une couche osseuse en plus de la couche conjonctive. Et ces deux derniers kystes, celui de Mickulicz surtout, ne sont vraiment plus des kystes radiculo-dentaires, si ce ne sont pas encore des kystes uniloculaires types ; un pas de plus, et nous avons des kystes uniloculaires parfaitement indépendants de toute dent.»

[1] Arch. de physiol., 1885.

Ainsi, par analogie avec les kystes radiculo-dentaires, Malassez conclut à l'origine des grands kystes uniloculaires aux dépens des débris épithéliaux paradentaires. Il semble même admettre que ces deux sortes de kystes n'en forment qu'une espèce. Il reconnaît en effet qu'un kyste uniloculaire en se développant peut arriver au contact d'une racine, « et alors, de deux choses l'une: ou bien la paroi résisterait un certain temps tout au moins, et la racine s'userait comme dans le cas de Vitalis, ou bien au contraire la racine percerait la paroi kystique, comme la couronne d'une dent qui sort perce la gencive, et le kyste uniloculaire deviendrait franchement radiculo-dentaire.

En 1888, Albarran démontre par l'étude histologique de la paroi que ces deux sortes de kystes ont une même structure; il les décrit dans le même chapitre, et leur assigne une commune origine : les débris épithéliaux paradentaires. « En s'hypertrophiant, les débris épithéliaux reproduisent d'une façon imparfaite les formes auxquelles aboutissent normalement les bourgeons de la gencive du fœtus ; ils prennent leur forme typique de revêtement et constituent un kyste. Suivant le degré de différenciation des éléments épithéliaux, ce kyste se trouvera tapissé par un épithélium tantôt simplement pavimenteux, tantôt reproduisant plus complètement la structure de l'organe de l'émail.

Cette théorie épithéliale rend très bien compte de tous les cas de kystes uniloculaires qui peuvent se produire : elle fait voir en outre les rapports qui unissent entre eux tous les kystes des maxillaires, que l'on croyait autrefois complètement différents les uns des autres. Aussi est-elle généralement adoptée aujourd'hui.

M. Bouvet dans sa thèse inaugurale, en étudiant les kystes radiculo-dentaires, a essayé de concilier les deux théories périostique et épithéliale et d'en faire une théorie mixte. Pour lui, la pulpe dentaire se gangrène et produit des liquides infectieux qui vont irriter les débris épithéliaux. « La sécrétion radiculaire, dit-il, si nous pouvons employer ce mot, dispose concentriquement autour d'elle ces masses épithéliales proliférantes, comme un jet d'eau, par exemple, lancé contre un tas de sable s'y creuserait une cavité en refoulant peu à peu du centre à la périphérie les éléments qui tendent à un envahissement progressif ; ainsi s'explique que la racine reste toujours pointant dans la cavité. Ce processus déterminerait à sa limite un revêtement conjonctif au sein des tissus ambiants, tout comme un abcès ordinaire, et auquel le ligament ne prendrait aucune part. »

Ainsi M. Bouvet emprunte à la théorie périostique la production de liquides pathologiques par la pulpe dentaire gangrenée. Il repousse d'ailleurs l'idée que la poche kystique se fait aux dépens du ligament alvéolo-dentaire ; il renonce aussi à expliquer la production de l'épithélium comme le faisait M. Magitot ; il préfère admettre qu'il se forme aux dépens des débris épithéliaux comme dans la théorie épithéliale et que la poche est formée aux dépens du tissu conjonctif environnant comme celle des abcès. Le seul point sur lequel il est en désaccord avec la théorie soutenue par M. Malassez est celui qui a trait à la formation du liquide kystique. L'explication qu'en donne M. Bouvet est très ingénieuse, et elle semblerait s'appliquer assez bien à la formation de kystes radiculo-dentaires développés au sommet d'une racine. C'est pour cela que M. Bouvet cherche à prouver que « il n'existe pas cliniquement de kystes ne présentant dans sa cavité un sommet radiculaire ».

On lui opposera, dit-il, le fameux cas de Vitalis; mais M. Malassez a reconnu qu'il avait été interprété différemment suivant les auteurs. M. Malassez lui-même prétend avoir rencontré, loin d'une dent, de petits amas épithéliaux creusés en leur centre d'une cavité, et qui présenteraient tous les caractères des kystes. M. Bouvet lui répond que ce sont des curiosités anatomiques, et qu'on ne peut appliquer le nom de kystes qu'à des tumeurs macroscopiquement et cliniquement observables. Mais il ne donne aucune preuve de ce qu'il avance. Aussi admettrons-nous de préférence l'opinion de M. Malassez, et opposerons-nous aux conclusions de M. Bouvet l'existence de ces petits kystes.

Ces kystes ne sont pas les seuls que l'on ait rencontrés séparés des dents. Mickulicz présente l'observation d'un kyste qui était séparé de la racine d'une dent par une lame de tissu conjonctif doublée d'une lame osseuse. On nous objectera peut-être que ce cas a été considéré par l'auteur lui-même comme un cas de kyste dermoïde. Mais M. Malassez, qui a étudié ce kyste, prétend qu'on y trouve les caractères d'un kyste d'origine dentaire bien plutôt que ceux d'un kyste dermoïde.

M. Albarran, après avoir cité le cas de Vitalis dont nous avons parlé plus haut, nous parle de Bryant, qui a observé une disposition semblable. Ce dernier cas n'a été contesté par personne; aussi pensons-nous qu'à lui seul il suffirait pour prouver qu'il peut se produire des kystes n'ayant pas dans leur cavité le sommet radiculaire d'une dent.

La théorie de M. Bouvet ne saurait s'appliquer aux cas de ce genre. Comment expliquerait-il que le produit de cette sécrétion radiculaire puisse traverser des lames de tissu conjonctif, ou même des lames osseuses pour aller influencer un débris épithélial paradentaire? En admettant même que ce passage fût possible, il devrait laisser des traces dans les tissus traversés. Et ces traces seraient un conduit perméable comme cela existe dans les kystes pédiculés ; mais les auteurs n'ont pas constaté de pédicule dans les cas dont nous parlons plus haut.

En outre, cette théorie a le tort de n'expliquer que la formation des petits kystes radiculo-dentaires ; il faut faire intervenir une autre théorie pour expliquer les grands kystes uniloculaires. Tandis qu'avec la théorie épithéliale les uns et les autres s'expliquent par une seule et même théorie.

Un débris épithélial paradentaire reçoit une irritation provenant soit d'une dent cariée, soit d'un traumatisme. Il prolifère et forme une tumeur qui se creuse en son centre. Le liquide qui remplit la cavité se trouve sécrété par la paroi [1]. Cette poche, suivant le point où elle prend naissance, se rapprochera ou non des dents. Dans le cas où elle arrivera au contact de celles-ci, et d'après le mécanisme qu'indique M. Malassez, elle se laissera percer par le sommet de la racine, ou bien elle se séparera de cette racine pour ne rester adhérente qu'au ligament alvéolo-dentaire et donnera naissance à un de ces kystes qu'on a appelés radiculo-dentaires.

Dans le second cas elle restera indépendante des dents et le kyste formé sera un grand kyste uniloculaire.

[1] Malassez : Arch. de physiol, 1885.

SYMPTOMES ET DIAGNOSTIC

Nous avons vu dans l'anatomie pathologique qu'on était souvent surpris, en arrachant une dent, de trouver un petit kyste au sommet de la racine. Le malade ne présentait rien de particulier du côté des gencives. La seule chose dont il se plaignait était une vive douleur qu'il rapportait à la dent arrachée. Rien ne permettait d'attribuer cette douleur à la présence d'un kyste plutôt qu'à toute autre cause. Nous ne parlerons donc pas des petits kystes dans l'étude des symptômes que présentent les kystes uniloculaires des mâchoires.

Lorsqu'un malade se présente avec une tumeur développée dans le maxillaire, il faut, pour l'examiner, tenir grand compte des conditions étiologiques de cette tumeur. Les kystes uniloculaires, en effet, se développent chez des personnes dont les dents sont cariées ou ont été l'objet d'une opération. Cette dent cariée ou cette opération a fourni l'irritation nécessaire au développement du kyste qui s'est accru avec lenteur et en dehors des accès fluxionnaires. Pendant ce temps, le malade éprouve généralement des douleurs plus ou moins vives dans une moitié de la face ou au niveau de l'alvéole atteinte ; parfois néanmoins ces douleurs n'existent pas.

A l'examen du malade, on reconnaît sur le bord de l'un des maxillaires une tumeur dont les caractères sont les suivants : en général fluctuante, parfois dure au point d'en imposer pour une tumeur solide, faisant saillie dans le sillon gingivo-jugal, déformant plus ou moins la face, faisant entendre quelquefois à la pression un bruit semblable au bruit de parchemin froissé. Les parties molles glissent facilement au-dessus, tandis que la tumeur adhère au plan sous-jacent. La peau et surtout la muqueuse présentent à leur niveau un réseau veineux qui paraît plus développé qu'à l'ordinaire. Le volume de cette tumeur ne dépasse pas en général le volume d'une noix ; si on pratique une ponction exploratrice, on retire un liquide clair et filant qui peut cependant présenter des variations dans sa consistance et dans sa couleur. On doit même se rappeler que, dans certains cas où le contenu est butyreux, il ne se produit pas d'écoulement de liquide. On peut alors imprimer à l'aiguille qui a fait la ponction des mouvements qui permettent d'affirmer qu'elle a pénétré dans une cavité. Tels sont les symptômes que nous trouvons dans les observations que nous présentons.

Première observation. — Actuellement, la joue gauche est tuméfiée, surtout au niveau du rebord alvéolaire du maxillaire supérieur. A l'examen par la bouche on constate une tumeur de la grosseur d'une noix posée pour ainsi dire sur le rebord alvéolaire et faisant saillie en dehors sous la peau de la joue, en dedans sous la voûte palatine. On trouve à la pression la crépitation parcheminée.

Obs. ii. — Actuellement, on voit dans la joue gauche, en place de la dépression sus-labiale, une tuméfaction arrondie au niveau de laquelle la peau a conservé ses caractères normaux.

Le toucher n'indique pas mieux que la vue les limites de la tumeur ; insensiblement ses bords se confondent avec l'os de la mâchoire, avec lequel la tumeur fait corps sans qu'on puisse provoquer la moindre mobilité.

Du côté de la bouche, la tumeur fait dans le sillon gingivo-jugal une saillie ovalaire, allongée d'avant en arrière, qui s'étend depuis la canine jusqu'à la dernière grosse molaire.

La gencive est saine, il manque la première petite et la première grosse molaire gauche supérieure. — Pas de déformation de la voûte palatine.

La surface de la tumeur est lisse, unie ; les téguments de la joue glissent bien sur elle, tandis que du côté de la bouche la muqueuse soulevée forme corps avec la tumeur.

Sa consistance est nettement fluctuante, et ce caractère est surtout bien apprécié, alors qu'on provoque la fluctuation, un doigt étant introduit dans la bouche, tandis que l'autre presse sur la joue.

Nulle part de crépitation parcheminée.

Pas de déformation du côté de l'orbite, ni du côté des fosses nasales.

La malade n'a jamais eu de larmoiement ni aucune sorte d'écoulement par le nez ; l'odorat est bien conservé.

Nous l'avons dit, pas de douleurs spontanées. Pas non plus de sensibilité à la pression. La peau de la joue est parfaitement sensible à la piqûre et à la température. Les muscles labiaux sont normalement contractiles.

Pas de ganglions sous-maxillaires.

Obs. iii. — La face de la malade est déformée, sa joue gauche est tuméfiée, la commissure des lèvres est abaissée de ce côté. Les mouvements de la face sont gênés par cette tumeur qui paraît lisse, régulière, grosse comme un œuf de poule. On peut la circonscrire avec les doigts, et on reconnaît qu'elle est fluctuante : la fluctuation est surtout très nette au niveau du cul-de-sac gingivo-jugal, La voûte du palais est légèrement abaissée du côté malade. Les deux petites molaires supérieures n'existent plus, une racine de la première a seule subsisté.

Il n'existe aucun trouble de la salivation, de la déglutition, de la mastication ; la malade est atteinte fréquemment de coryza ; mais il n'y a jamais eu d'écoulement spécial par les fosses nasales.

Enfin on ne trouve aucun trouble de la vue, ni de l'appareil lacrymal.

Tous ces caractères ne se trouvent pas constamment réunis chez le même sujet ou peuvent être masqués par d'autres signes qui empêchent de les reconnaître. Ainsi la fluctuation parfois peut faire défaut et être remplacée par une dureté qui en impose pour une tumeur solide. Cela se produit dans les cas où le kyste est situé au sein de l'os, ou bien lorsque ses parois sont épaissies ou calcifiées. Pour élucider la question, il faut avoir recours à la ponction exploratrice.

Ces kystes peuvent déterminer des douleurs très vives en comprimant les nerfs du voisinage, ce qui pourrait faire croire qu'on est en présence d'un abcès ou d'une tumeur maligne. Pour écarter l'idée de tumeur maligne, on se fondera sur ce que les kystes uniloculaires se développent très lentement, ont une forme circonscrite, n'amènent pas d'engorgement ganglionnaire et n'altèrent pas la santé générale. Une ponction indiquerait si l'on est en présence d'un abcès ou d'un kyste.

Quelquefois la douleur se trouvera provoquée par des accidents fluxionnaires surajoutés aux kystes, par la suppuration de la poche kystique ou par la production d'un abcès sous-muqueux siégeant au niveau du kyste et ne communiquant pas avec lui. Dans ce cas, il faut examiner le malade avec le plus grand soin, rechercher si la fluctuation est transmise également dans tous les sens, si la sensibilité est la même dans toutes les parties de la tumeur. On aura soin d'examiner les conditions dans lesquelles la tumeur s'est développée et les divers accidents auxquels elle peut avoir été soumise depuis sa formation. Si la fluctuation s'étend à toute la poche kystique, si une cause quelconque peut expliquer un état inflammatoire accidentel, si le malade accuse une tumeur antérieure qui ait les caractères des kystes dentaires, on peut en conclure que la tumeur est un kyste suppuré. Si les antécédents restant les mêmes, on trouve que la fluctuation ne s'étend pas à toute la poche kystique, si on peut établir l'existence de deux poches non communicantes, que l'une de ces poches soit plus douloureuse à la pression et que le maximum de réaction inflammatoire siège dans son domaine, il est probable que l'on se trouvera en présence d'un abcès surajouté à un kyste.

Une cause d'erreur peut résulter de la crépitation parcheminée qui se produit lorsqu'on examine une tumeur du maxillaire supérieur. Ce bruit appartient aussi bien aux tumeurs solides qu'aux tumeurs liquides ; aussi, pour distinguer des kystes les tumeurs bénignes solides faudra-t-il rechercher la fluctuation et, à son défaut, faire une ponction exploratrice.

M. Verneuil, pour distinguer un kyste ayant envahi le sinus maxillaire d'une hydropisie de ce sinus, prétend que dans le cas d'hydropisie le sinus se dilate autant du côté des fosses nasales que du côté de la voûte palatine et de l'orbite. Cette remarque est vraie dans la plupart des cas, mais il est bon de se rappeler que certains kystes peuvent entrer d'emblée dans le sinus maxillaire et amener une dilatation excentrique aussi bien que l'hydropisie.

On sera probablement en face d'une hydropisie lorsque, avec la dilatation du sinus, on ne trouvera pas de phénomènes qui permettent de rattacher ces symptômes à l'appareil dentaire. Pour distinguer les abcès de l'antre d'Highmore d'un kyste, les difficultés sont bien moindres. Dans le cas d'abcès, en effet, il se produit par le nez un écoulement caractéristique ; la dilatation du sinus a été accompagnée de douleurs souvent étendues à toute une moitié de la mâchoire. En même temps, on remarque des poussées inflammatoires qui, d'après Trémoureux, sont constantes dans les abcès du sinus.

Pour distinguer un kyste uniloculaire d'un kyste dentifère on peut se fonder sur l'âge du malade, le siège, la multiplicité des néoplasies, l'examen du système dentaire et la ponction exploratrice.

On rencontre des kystes uniloculaires à tout âge, tandis que les kystes dentifères ne se développent qu'au moment de la seconde dentition. Ils ne se rencontrent que chez les malades de 6 à 30 ans.

Si le kyste siège sur un point de la mâchoire où une dent de la seconde dentition n'est pas encore sortie, on est en présence d'un kyste dentifère ; si toutes les dents auprès desquelles siège le kyste ont évolué normalement, le kyste sera uniloculaire.

Les kystes dentifères sont assez souvent multiples chez le même individu, les kystes uniloculaires sont en général uniques.

L'absence d'une dent doit faire croire à la présence d'un kyste dentifère, mais pour être bien sûr de l'absence d'une dent il faut éviter certaines causes d'erreur qui résultent soit d'une disposition héréditaire chez l'individu, soit de la persistance d'une dent de lait.

TRAITEMENT

La structure des kystes uniloculaires dont les parois contiennent des bourgeons épithéliaux en prolifération nous permet de prévoir que ces kystes une fois opérés peuvent récidiver. Ces traînées épithéliales peuvent en effet donner naissance à d'autres kystes semblables ou de nature différente. On a vu un kyste uniloculaire récidiver deux fois sous la même forme. Albarran[1] a signalé un cas récidivé sous forme de kyste multiloculaire dont une partie était formée par un épithélioma mixte pavimenteux et adamantin. Un cas analogue est cité par Audry (*Lyon Médical* 1891).

Faut-il conclure de ces cas de récidive que les kystes des maxillaires sont des tumeurs malignes ? Nous ne le pensons pas, car d'après Audry on peut admettre que « les récidives qui apparaissent après l'incision, le drainage, l'excision, etc., convenablement exécutés des kystes des maxillaires, sont réellement exceptionnelles eu égard à la fréquence relative de ces tumeurs ».

Quoique ces cas soient en petit nombre, on doit en tirer de précieuses indications pour le traitement.

Magitot propose de drainer simplement la cavité, et il apporte des séries d'observations dans lesquelles la guérison a été obtenue par ce procédé. Les bons résultats obtenus par cette méthode ne sauraient infirmer les faits positifs qui établissent la récidive. Aussi proposerons-nous d'enlever totalement le néoplasme. Dans les cas où cette ablation serait très difficile, il faudrait opérer comme l'a fait M. le professeur Forgue pour le cas dont nous

[1] Revue de Chirurg., 1888.

présentons l'observation. Une incision est pratiquée, on enlève le plus que l'on peut de la paroi, on détruit le reste par un grattage et on bourre la cavité de gaze iodoformée. La guérison est ainsi facilement obtenue, et le malade sera plus sûrement à l'abri de la récidive que si on l'avait traité par un simple drainage.

D'ailleurs nous ne saurions mieux terminer ce chapitre du traitement qu'en reproduisant les préceptes que nous donne M. le professeur Forgue dans son récent *Traité de thérapeutique chirurgicale*. « Un kyste dentaire est développé en tumeur limitée, s'il se trouve au niveau d'une dent gâtée on arrachera cette dernière ; il peut arriver, dût-on au besoin crever le fond alvéolaire, que le liquide du kyste s'écoule et que la guérison soit obtenue à ce prix si le mal était entretenu par une lésion radiculaire.

» Mais une fistule intarissable, toujours humide et suintante résulte trop souvent de ces interventions précaires, ou bien encore l'ouverture se ferme et le kyste se reproduit. Autrefois on s'évertuait à coup de crayon de nitrate, force injections irritantes ou rembourrage de charpie, à faire suppurer ces cavités kystiques pour en obtenir l'oblitération cicatricielle.

» Actuellement, on trouve plus court de supprimer une portion de leurs parois puisque la cavité purulente ne persiste que par leur impossibilité d'aller au contact. L'intervention suivante nous a plusieurs fois réussi : on opère par la voie buccale ; à la spatule ou à la rugine la muqueuse est incisée et décollée, de façon à découvrir la coque osseuse du kyste en sa face accessible ; un bistouri et de vigoureux ciseaux permettront d'exciser la plus grande partie du couvercle osseux : au besoin, si la coque résistait, on la ferait sauter au ciseau et au maillet. Il reste à tamponner de gaze iodoformée la cavité ainsi largement éventrée ; on retire ce tampon dans la huitaine, la paroi granule et se cicatrise sans complication. »

PREMIÈRE OBSERVATION.

(Recueillie dans le service de M. le professeur FORGUE, par M. MAGNOL, interne du service.)

Kyste du maxillaire supérieur. Ouverture, dissection de la poche. — Guérison.

Eugénie F..., âgée de 26 ans, épouse P..., sans profession, entre, le 31 août 1892, à l'hôpital Saint-Eloi dans le service de M. le professeur Forgue.

Elle ne présente pas d'antécédents héréditaires ni personnels. Il y a un an environ, elle remarqua par hasard au niveau d'une des molaires gauches une petite grosseur. Cette tumeur grossit peu à peu et *sans douleur* jusqu'au volume d'une noix. On pratiqua une ponction qui donna issue à un liquide limpide; mais la tumeur ne tarda pas à grossir à nouveau.

Actuellement, la joue gauche est tuméfiée surtout au niveau du rebord alvéolaire du maxillaire supérieur. A l'examen par la bouche on constate une tumeur de la grosseur d'une noix posée pour ainsi dire sur le rebord alvéolaire et faisant saillie en dehors sous la peau de la joue, en dedans sous la voûte palatine. On trouve à la pression la crépitation parcheminée.

3 septembre. On fait une ponction avec un trocart, mais, celui-ci étant bouché, on ne peut savoir quel est le contenu.

4. Un gonflement périostique très fort se produit. Il est le résultat d'une imprudence de la malade, qui est sortie immédiatement après la ponction.

6. Le gonflement a à peu près disparu.

7. Opération. M. le professeur Forgue fait une incision de la muqueuse buccale qu'il sépare du plan sous-jacent avec la rugine. Il enlève ensuite avec la gouge et le maillet la paroi antérieure sur une étendue d'à peu près une pièce de 1 franc. Le liquide kystique s'écoule à l'extérieur, il sort peu de sang. La cavité se présente grande comme un œuf de poule. M. le professeur Forgue enlève une partie de la paroi interne pour être soumise à l'examen histologique, et avec la curette il gratte le reste de la muqueuse. La cavité, après avoir été lavée avec une solution antiseptique, est remplie avec de la gaze iodoformée enduite de vaseline iodoformée.

Le lendemain et les jours suivants, on renouvelle le pansement; on enlève la gaze iodoformée, on lave la cavité en y faisant passer plus d'un litre d'une solution antiseptique et on la remplit à nouveau avec de la gaze iodoformée. Quand on a enlevé le premier pansement on n'a pas trouvé trace de pus.

Le 13, on examine la cavité ; elle s'est peu rétrécie, néanmoins la malade sort le 17 en promettant de revenir se présenter pour qu'on puisse voir les résultats.

Le 2 novembre, M. le professeur Forgue revoit la malade et trouve la cavité presque complètement fermée.

Examen histologique des fragments de la paroi interne. — Les fragments ont été fixés par le liquide de Flemming et les coupes colorées par la safranine ou le carmin. On y distingue une couche de gros bourgeons charnus recouverts d'épithélium et reposant sur un tissu fibreux.

Ce tissu fibreux est riche en vaisseaux et fortement infiltré de cellules rondes ; il se continue sans démarcation avec le tissu des bourgeons charnus. Ces bourgeons ont la structure ordinaire du tissu de granulation, sauf que les vaisseaux ont un fort calibre, un endothélium tuméfié et sont pourvus d'une tunique adventice fibreuse. Leur tissu est fortement infiltré de leucocytes. On n'y distingue aucune trace de glandes.

L'épithélium a un aspect tout à fait particulier. Il se compose de cellules de forme très irrégulière et pourvues de prolongements par lesquels elles sont unies entre elles. Ces cellules sont disposées en couches multiples tantôt aplaties et parallèles à la surface, tantôt au contraire redressées et cylindroïdes. Elles forment un assemblage discontinu au sein duquel sont ménagées de nombreuses lumières. Entre les cellules épithéliales on distingue un grand nombre de cellules migratrices.

En résumé, cette structure se rapporte à une muqueuse profondément modifiée par l'inflammation chronique et dont la surface s'est disposée en bourgeons charnus ; ces bourgeons sont revêtus d'un épithélium présentant tous les caractères d'un épithélium adamantin.

OBSERVATION II.

(Publiée par M. ALBARRAN ; *Revue de Chirurgie*, 1888.)

Kyste uniloculaire.

Thomas Marie, passementière, entrée le 17 mai 1887, salle Denonvilliers, n° 59, dans le service de M. Le Dentu.

Souffre des dents depuis son enfance. Il y a quatre ans, la première petite molaire supérieure gauche et la première grosse molaire correspondante étaient cariées, et la malade souffrait de douleurs très vives ; elle dut à cette époque faire arracher ces deux dents.

Six mois plus tard (il y a trois ans et demi), à la suite d'une fluxion dentaire, la joue gauche resta un peu plus grosse que la joue droite, et c'est depuis lors que la tuméfaction actuelle s'est développée lentement, sans aucune souffrance, sans la moindre gêne fonctionnelle. Depuis six mois, l'accroissement est devenu plus rapide.

Actuellement, on voit dans la joue gauche, en place de la dépression sus-labiale, une tuméfaction arrondie au niveau de laquelle la peau a conservé ses caractères normaux.

Le toucher n'indique pas mieux que la vue les limites de la tumeur; insensiblement ses bords se confondent avec l'os de la mâchoire, avec lequel la tumeur fait corps sans qu'on puisse provoquer la moindre mobilité.

Du côté de la bouche, la tumeur fait, dans le sillon gingivo-jugal, une saillie ovalaire, allongée d'avant en arrière, qui s'étend depuis la canine jusqu'à la dernière grosse molaire.

La gencive est saine, il manque la première petite et la première grosse molaire gauche supérieure. — Pas de déformation de la voûte palatine.

La surface de la tumeur est lisse, unie, les téguments de la joue glissent bien sur elle ; tandis que du côté de la bouche la muqueuse soulevée forme corps avec la tumeur.

La consistance est nettement fluctuante, et ce caractère est surtout bien apprécié alors qu'on provoque la fluctuation, un doigt étant introduit dans la bouche, tandis que l'autre presse sur la joue.

Nulle part de crépitation parcheminée.

Pas de déformation du côté de l'orbite, ni du côté des fosses nasales.

La malade n'a jamais eu de larmoiement ni aucune sorte d'écoulement par le nez ; l'odorat est bien conservé.

Nous l'avons dit, pas de douleurs spontanées, pas non plus de sensibilité à la pression. La peau de la joue est parfaitement sensible à la piqûre et à la température. Les muscles labiaux sont normalement contractiles.

Pas de ganglions sous-maxillaires

Opération le 18 mai. — Résection d'une partie de la paroi antérieure du kyste et de la portion correspondante de la muqueuse buccale. On voit une poche kystique uniloculaire, dont la paroi antérieure soulevée avait presque complètement disparu. Pendant l'opération le kyste uniloculaire laisse écouler une quantité assez considérable d'un liquide filant.

Le doigt introduit par l'ouverture opératoire, les pansements successifs avec la gaze iodoformée firent bien voir que le kyste occupait le sinus, ayant soulevé et détruit sa paroi antérieure.

Examen microscopique. — La partie de la paroi qui a été enlevée présente une épaisseur variant de un et demi à trois millimètres, mais dans sa portion inférieure on remarque un épaississement de la paroi qui atteint cinq millimètres d'épaisseur.

A l'œil nu, on distingue quelques petites irrégularités du côté de la face interne du kyste.

Au microscope, indépendamment de quelques lamelles osseuses atteintes d'ostéite qui se voient tout à fait à la surface, on peut distinguer trois couches dans la coupe de la paroi kystique.

La couche la plus externe est formée par un tissu fibreux qui se continue sans ligne de démarcation avec le périoste, dans les parties où il existe encore des lamelles osseuses.

La couche moyenne est formée par du tissu embryonnaire, et les éléments jeunes infiltrent aussi une partie de la couche précédente, en sorte qu'il n'existe pas une ligne de démarcation bien nette entre les deux. Cette couche embryonnaire forme des mamelons comparables sous le point de vue de la forme aux papilles fongiformes. La partie centrale de ces mamelons présente souvent un certain nombre de faisceaux conjonctifs bien développés dont la direction est parallèle à l'axe de la papille.

La surface interne du kyste est recouverte d'une couche épithéliale qui coiffe les mamelons et s'insinue dans les espaces qui les séparent les uns des autres.

Les cellules qui forment cet épithélium présentent très nettement la forme étoilée, les anastomoses filamenteuses qui caractérisent l'épithélium adamantin : elles se pressent en couches stratifiées d'épaisseur variable, et tandis que dans les couches moyennes la structure adamantine est fort nette, on voit les cellules qui limitent la cavité s'aplatir parallèlement à la surface sans prendre pour cela le caractère corné.

La limite entre l'épithélium et la couche embryonnaire est peu distincte, il existe des endroits où il est impossible, quel que soit le grossissement employé, de dire où s'arrête l'épithélium, où commence le tissu conjonctif; on voit à la limite des deux couches des éléments cellulaires épithélioïdes.

Ce qui complique encore l'observation, c'est l'existence de nombreux cristaux d'acides gras au niveau des papilles dans l'épaisseur de la couche embryonnaire.

Je remarque, en passant, que cette altération était aussi fort nette dans un cas de kyste odontoplastique que j'ai décrit.

Nous avons vu que la couche épithéliale présente une épaisseur variable suivant les points examinés ; elle est plus épaisse entre les mamelons papilliformes qu'à la surface de ceux-ci, et par places on la voit former un large bourgeon peu étendu, qui pénètre dans la couche embryonnaire sous-jacente.

Au niveau de la partie épaissie de la paroi, c'est-à-dire dans la partie de la poche qui est en rapport avec la muqueuse du sillon gingivo-labial, on voit la couche épithéliale présenter une épaisseur plus considérable : dans un point les cellules prennent franchement le type pavimenteux, et sur plusieurs préparations nous avons vu la coupe transversale d'un cordon épithélial à évolution cornée situé dans l'épaisseur de la paroi conjonctive de la poche.

OBSERVATION III.

(Publiée par M. Albarran ; *Revue de Chirurgie*. Communiquée par M. Dagron, interne des hôpitaux.)

Kyste uniloculaire.

La nommée Langlois Eugénie, âgée de 40 ans, entre, le 6 décembre 1887, dans le service de M. Lucas-Championnière, à l'hôpital Saint-Louis.

Il y a sept ans, elle remarqua pour la première fois une petite grosseur au niveau de la gencive gauche près de la racine de la première petite molaire supérieure. Un médecin ouvrit cette tumeur, et il s'en écoula un peu de pus. Au bout de six mois, la tumeur réapparut, et deux ans après on pratiqua une série d'incisions qui n'amenèrent que la sortie d'un peu de liquide sanguinolent.

Peu à peu la tumeur a augmenté de volume, et l'an dernier elle devint assez grosse pour déformer la joue; un nouveau médecin fait une ponction dans la tumeur, en retire un liquide brunâtre et conseille une intervention chirurgicale.

Le 6 décembre, la face de la malade est déformée, sa joue gauche est tuméfiée, la commissure des lèvres est abaissée de ce côté, les mouvements de la face sont gênés par cette tumeur qui paraît lisse, régulière, grosse comme un œuf de poule. On peut la circonscrire avec les doigts et on reconnaît qu'elle est fluctuante : la fluctuation est surtout très nette au niveau du cul-de-sac gingivo-jugal. La voûte du palais est légèrement abaissée du côté malade. Les deux petites molaires supérieures n'existent plus : une racine de la première a seule subsisté.

Il n'existe aucun trouble de la salivation, de la déglutition, de la mastication ; la malade est atteinte fréquemment de coryza ; mais il n'y a jamais eu d'écoulement spécial par les fosses nasales. Enfin on ne trouve aucun trouble de la vue ni de l'appareil lacrymal.

Opération. — Le 8 décembre, la tumeur est mise à nu et on constate alors qu'elle s'est développée dans le sinus maxillaire, dont elle a défoncé et usé la paroi antérieure, qu'on détruit. Puis on gratte la paroi du kyste qui tient au sinus et on la cautérise au chlorure de zinc. — Drainage de la cavité du sinus. Guérison.

Examen histologique. — Le liquide brunâtre contenu dans ce kyste ne montre au microscope que du sang altéré, des détritus graisseux et quelques cristaux de cholestérine.

La paroi, très mince, présente une épaisseur variant de 1 à 3 millimètres ; sa surface interne, de couleur brune, recouverte en partie par un fin dépôt pulvérulent dû au sang, est lisse, et il faut regarder de près pour y distinguer par place de petites irrégularités.

A la coupe la paroi est formée en dehors par du tissu conjonctif fasciculé disposé en lamelles parallèles dans leur ensemble à la surface du kyste; en dedans on voit ce tissu se continuer assez brusquement avec une couche embryonnaire de petites cellules rondes, qui du côté de la cavité kystique est délimitée par une ligne irrégulière présentant quelques enfoncements séparés par des parties saillantes. Il faut remarquer que, dans cette partie embryonnaire de la paroi, les éléments cellulaires sont séparés par une assez grande quantité de substance fondamentale et que, dans sa partie la plus interne, elle prend un aspect myxomateux.

Reposant sur la couche précédente et limitant la cavité kystique existe une mince bordure épithéliale masquée en partie par la présence du sang. Cette couche, très mince, est réduite à deux ou trois épaisseurs de cellules aplaties au niveau des parties saillantes de la couche embryonnaire, tandis que plus nette au niveau des enfoncements elle paraît formée presque partout par des cellules pavimenteuses aplaties, et dans certains endroits on voit les cellules correspondantes à la partie centrale de la bordure épithéliale prendre un aspect vaguement étoilé. La dissociation de ces cellules avec l'alcool au tiers et le sérum iodé montre nettement que, à côté des cellules pavimenteuses aplaties, il en existe de nettement étoilées.

La couche épithéliale n'envoie que de très rares bourgeons dans la paroi kystique, et ce n'est qu'après des examens répétés de très nombreuses coupes que nous avons pu voir quelques-uns de ces bourgeons formés par des cellules pavimenteuses ; l'un d'entre eux présente des globes épidermiques.

Ce kyste est très vasculaire : toute la portion de la paroi que nous avons vue formée de tissu embryonnaire est parcourue par un fin réseau de capillaires embryonnaires qui arrivent immédiatement au-dessus de l'épithélium. Par places on voit de petites hémorrhagies interstitielles.

CONCLUSIONS

1° Les kystes radiculo-dentaires et les grands kystes uniloculaires doivent être rangés dans une seule et même classe.

2° Ils peuvent être ou non en rapport avec des dents.

3° Ils résultent de la prolifération d'un débris épithélial paradentaire soumis à une irritation dont la cause est une carie dentaire ou un traumatisme quelconque.

4° Le drainage de ces kystes peut amener la guérison mais ne suffit pas à mettre le malade à l'abri de la récidive, aussi faut-il enlever autant que possible la tumeur en totalité.

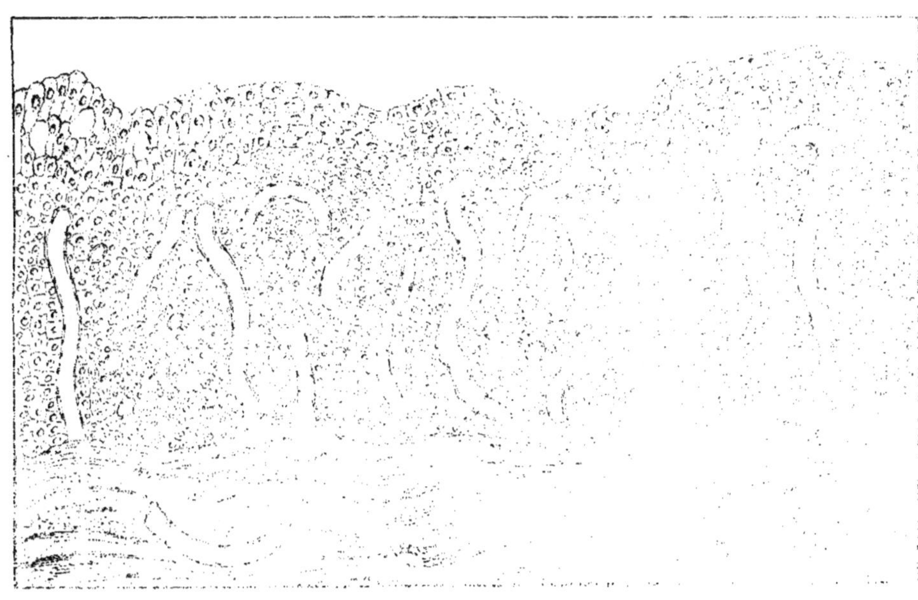

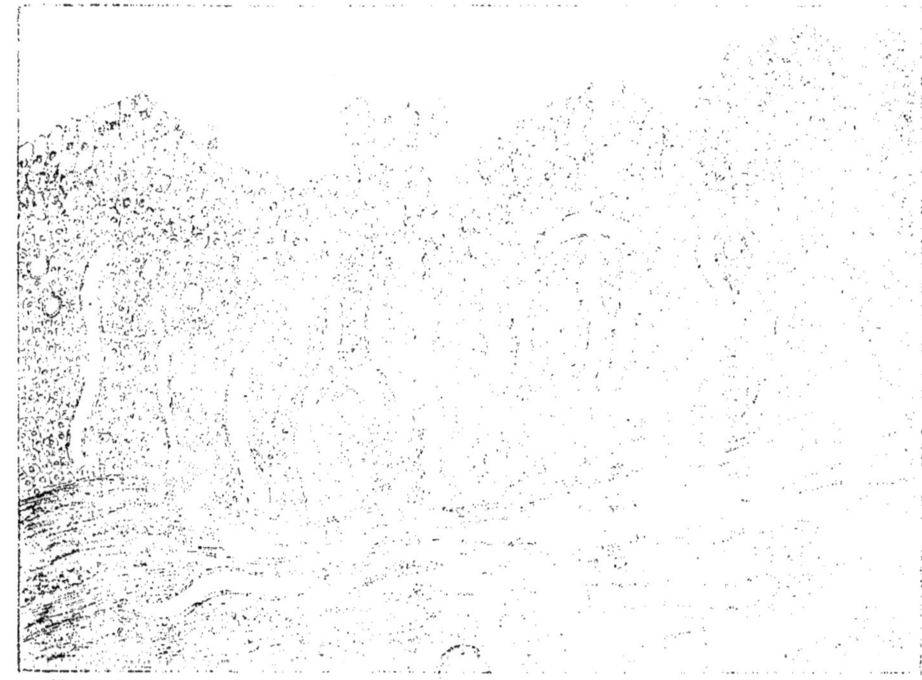

www.ingramcontent.com/pod-product-compliance
Lightning Source LLC
LaVergne TN
LVHW050454160826
845677LV00003B/786